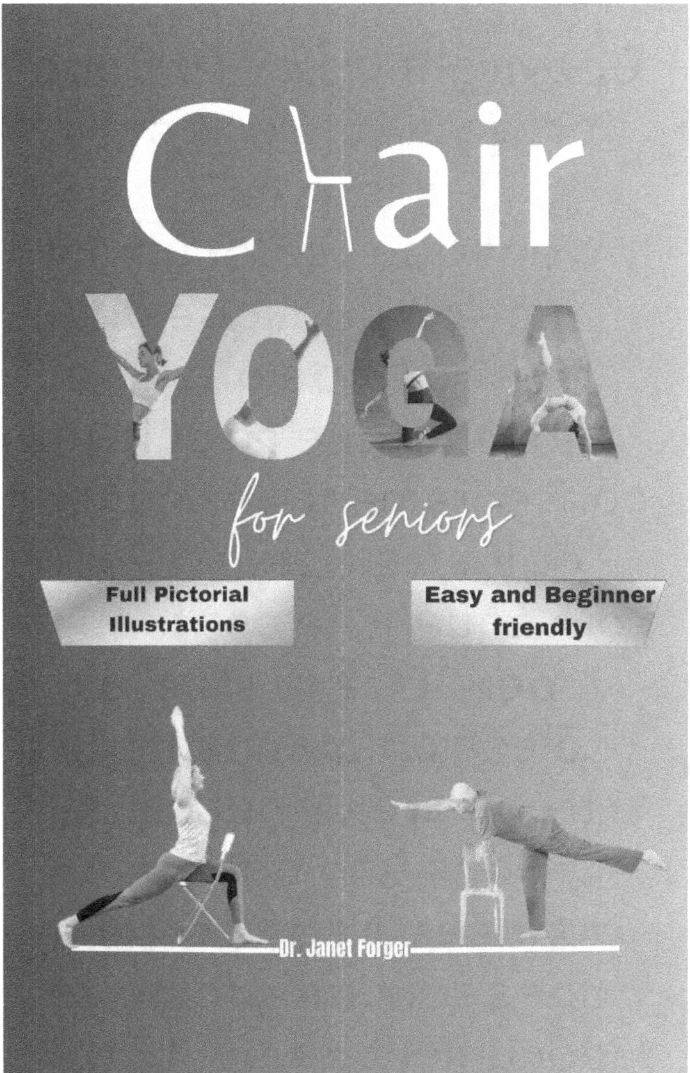

Chair YOGA for seniors

Full Pictorial Illustrations

Easy and Beginner friendly

Dr. Janet Forger

l'approbation de l'éditeur
ou du créateur.

Table des matières

introduction

Imaginez un espace serein où le temps ralentit et où les craquements des articulations vieillissantes s'harmonisent avec le rythme de votre respiration. Bienvenue dans le monde enchanteur du Yoga sur chaise, un voyage où chaque pose assise raconte une histoire de résilience et de

rajeunissement conscient.
Imaginez-vous, entouré d'une
communauté de chercheurs,
alors que nous nous
embarquons dans un récit de
mouvements doux conçus pour
dévoiler les chapitres de force,
de flexibilité et de tranquillité.
Dans ce conte, la chaise
devient votre compagnon de
confiance, vous accompagnant
à travers un récit de bien-être.
Que vous soyez un débutant
curieux ou un explorateur
chevronné du yoga, tournons
les pages ensemble et
découvrons la magie
transformatrice qui nous attend
lorsque nous embrassons la

danse de la respiration et du
mouvement dans le confort
d'une chaise.

Avantages du yoga sur chaise

1. Flexibilité améliorée

Le Yoga sur chaise favorise en douceur la flexibilité, facilitant des mouvements fluides sans effort. Cette augmentation progressive de l'amplitude de mouvement contribue à améliorer la flexibilité au fil du temps.

2. Résistance améliorée

S'engager dans des poses assises renforce divers groupes musculaires, fournissant un soutien précieux

pour les activités quotidiennes
et favorisant la force physique
globale.

3.Équilibre et stabilité

Les postures conscientes et les
mouvements contrôlés du yoga
sur chaise aident à cultiver un
sentiment d'équilibre. Ceci est
particulièrement bénéfique
pour les personnes âgées, car
il réduit le risque de chute et
améliore la stabilité.

4. Santé des articulations

La nature douce du yoga sur
chaise prend en compte la

santé des articulations, ce qui le rend adapté aux personnes souffrant d'arthrite ou de problèmes articulaires. Une pratique régulière peut soulager les raideurs et contribuer à améliorer la santé des articulations.

5. Réduction du stress

Le yoga sur chaise met l'accent sur les techniques de respiration et de relaxation conscientes, favorisant un sentiment de calme. Cette concentration intentionnelle sur la respiration contribue à réduire les niveaux de stress et favorise le bien-être mental.

6. Posture améliorée

L'accent mis par le Yoga sur chaise sur un bon alignement aide à développer et à maintenir une bonne posture. Cette concentration est cruciale pour prévenir l'inconfort et favoriser la santé de la colonne vertébrale.

7.Connexion corps-esprit

La synchronisation délibérée de la respiration avec le mouvement dans le yoga sur chaise encourage une profonde connexion corps-esprit. Les praticiens éprouvent souvent une conscience accrue de leur corps, favorisant ainsi la pleine conscience.

8. Remise en forme accessible

Le yoga sur chaise offre un point d'entrée inclusif pour les personnes ayant des capacités physiques variables. C'est une pratique qui s'adapte aux personnes de tous niveaux de forme physique, permettant à chacun de profiter des bienfaits du yoga.

9.Augmentation de la circulation

Les mouvements doux du yoga sur chaise stimulent la circulation sanguine dans tout le corps, favorisant ainsi une meilleure circulation. Ceci est particulièrement bénéfique pour les personnes susceptibles de rencontrer des problèmes de mobilité.

10.Connexion communautaire et sociale

Participer à des cours de yoga sur chaise favorise un sentiment de communauté et de lien social. L'expérience partagée du mouvement et de la pleine conscience crée un environnement favorable aux individus dans leur parcours de bien-être.

Le yoga sur chaise, avec ses multiples avantages, démontre que l'âge et les limitations physiques ne doivent pas entraver l'expérience des profonds bienfaits du yoga. Qu'il s'agisse d'une meilleure santé physique, d'un bien-être mental ou d'une communauté de soutien, la chaire devient une passerelle vers une

pratique holistique et
épanouissante.

Commencer en toute sécurité

Débuter avec le yoga sur chaise est un processus progressif conçu pour garantir sécurité et confort. Suivez ces instructions et règles étape par étape pour vous lancer dans votre voyage de yoga sur chaise :

1. Choisissez une chaise robuste

- Sélectionnez une chaise sans roulettes, garantissant une stabilité lors de votre pratique.
- Positionner le fauteuil sur une surface antidérapante pour

éviter tout mouvement accidentel.

2. Portez des vêtements confortables

- Portez des vêtements amples et confortables qui permettent de bouger facilement.
- Retirez tous les accessoires qui pourraient gêner votre pratique.

3. Vérifiez votre espace

- Assurez-vous de disposer de suffisamment d'espace autour de la chaise pour vous déplacer confortablement sans obstacles.

   - Éliminez tout risque potentiel de trébuchement de la zone de pratique.

4. Sièges conscients

   - Asseyez-vous vers l'avant de la chaise, les pieds à plat sur le sol.

   - Maintenez une colonne vertébrale neutre, en évitant de vous affaler ou de vous pencher trop en avant.

5.Échauffement

- Commencez par des exercices d'échauffement

doux, tels que des rotations du cou, des roulades d'épaules et des étirements des poignets.

   - Commencez progressivement la pratique pour préparer votre corps au mouvement.

6. Conscience de la respiration

   - Insistez sur la respiration consciente tout au long de la pratique.

   - Inspirez profondément par le nez en élargissant votre diaphragme et expirez lentement par la bouche.

7. Commencez par des poses de base

- Commencez par des poses assises simples, comme la pose assise en montagne ou la flexion assise vers l'avant.
- Concentrez-vous sur le bon alignement et écoutez votre corps en évitant tout inconfort.

8. Faites attention à vos limites

- Respectez les limites de votre corps et évitez de vous pousser dans des positions douloureuses.

- Si une pose vous semble inconfortable, modifiez-la ou sautez-la complètement.

9.Utilisez des accessoires si nécessaire

- Pensez à utiliser des accessoires comme des coussins ou des blocs pour soutenir votre pratique.
- Les accessoires peuvent offrir un confort et une stabilité supplémentaires.

10. Restez hydraté

- Ayez de l'eau à proximité pour rester hydraté pendant votre pratique.

- Prendre des gorgées entre les poses pour maintenir une hydratation optimale.

11.Écoutez votre corps

- Faites attention à la façon dont votre corps réagit à chaque mouvement.

- Si vous ressentez une douleur ou un inconfort, modifiez la pose ou arrêtez le mouvement.

12. Rafraîchissez-vous et détendez-vous

- Terminez votre pratique avec des poses apaisantes et des techniques de relaxation.

- Laissez le temps à votre corps et à votre esprit de se détendre et d'absorber les bienfaits.

13. La cohérence est la clé

- Visez une pratique régulière et cohérente pour profiter pleinement des bienfaits du yoga sur chaise.

- Commencez par des séances plus courtes et augmentez progressivement la durée à mesure que votre confort et votre confiance augmentent.

En suivant ces instructions étape par étape et en adhérant aux règles de pratique sécuritaire, vous établirez les bases d'une expérience de yoga sur chaise agréable et bénéfique. N'oubliez pas que l'essence du yoga sur chaise réside dans l'harmonie des mouvements doux, de la respiration consciente et de la conscience de soi.

Section 1
Exercices d'échauffemen t assis

Voici dix exercices
d'échauffement assis pour le
yoga sur chaise, chacun avec
des instructions étape par
étape et leurs avantages
respectifs :

1. Rotations du cou

-Instructions : Asseyez-vous
droit avec la colonne vertébrale
droite. Tournez lentement votre
tête vers la droite, en ramenant
votre oreille vers votre épaule.
Maintenez brièvement, puis
tournez vers la gauche.

Répétez 10 fois de chaque
côté.

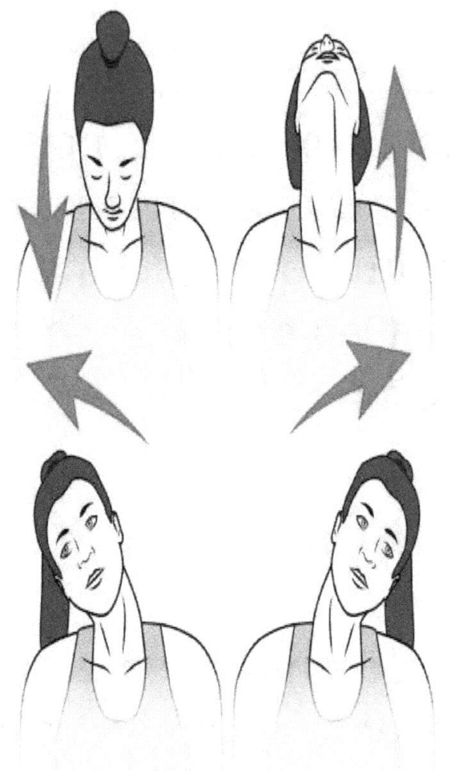

 -Avantages : Améliore la
flexibilité du cou, libère les
tensions et améliore la

circulation vers les muscles du cou.

2. Rouleaux d'épaule

- Consignes : Inspirez, remontez vos épaules vers vos oreilles. Expirez, faites-les rouler d'avant en arrière. Répétez ce mouvement de roulement pendant 10 répétitions.

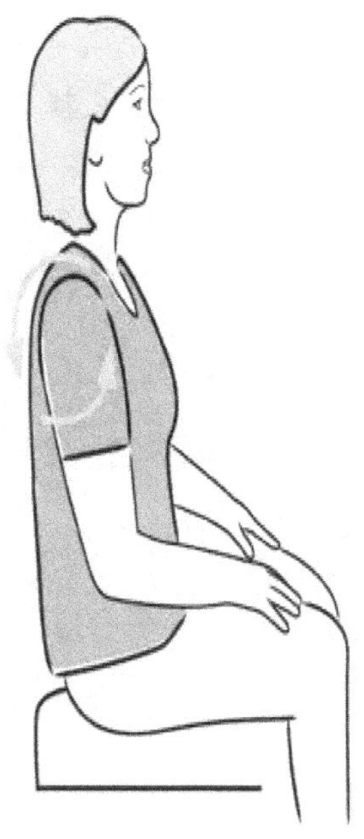

-Bénéfices : Soulage la
tension des épaules, améliore
la mobilité et favorise la
relaxation.

3. Cercles de poignet

-Instructions : Étendez vos bras vers l'avant. Faites 10 rotations avec vos poignets dans le sens des aiguilles d'une montre, puis passez aux rotations dans le sens inverse des aiguilles d'une montre.

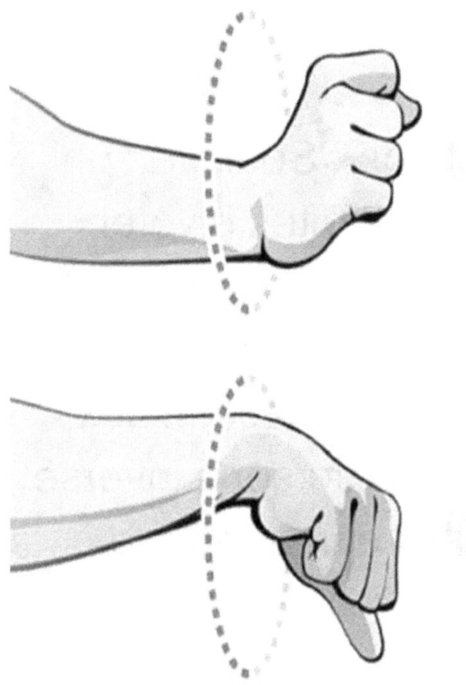

-Avantages : Augmente la flexibilité du poignet, réduit la raideur et améliore la circulation sanguine.

4. Cercles de cheville

-Instructions : Soulevez un pied du sol et faites pivoter votre cheville dans le sens des aiguilles d'une montre pendant 10 cercles, puis passez aux rotations dans le sens inverse des aiguilles d'une montre.

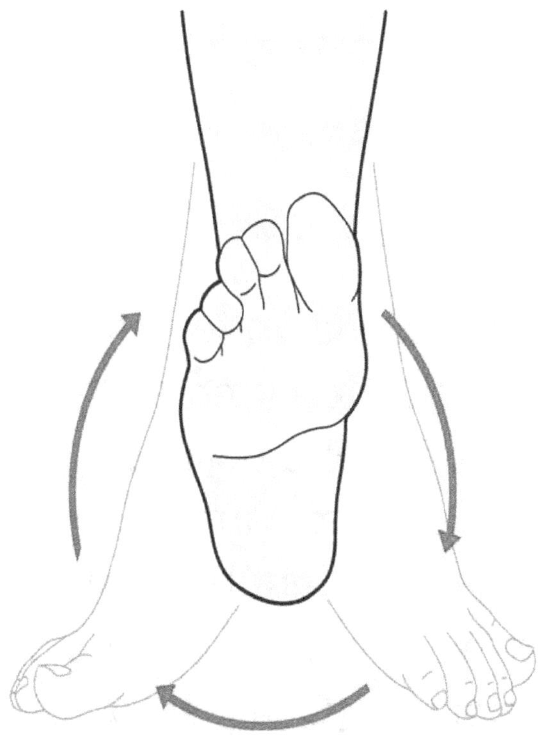

-Avantages : Améliore la mobilité de la cheville, renforce les muscles du bas de la jambe et favorise une meilleure circulation.

5. Étirement chat-vache assis

-Instructions : Asseyez-vous avec la colonne vertébrale droite. Inspirez, cambrez le dos et soulevez votre poitrine (vache). Expirez, arrondissez votre colonne vertébrale et rentrez votre menton contre votre poitrine (Chat). Répétez pendant 10 cycles.

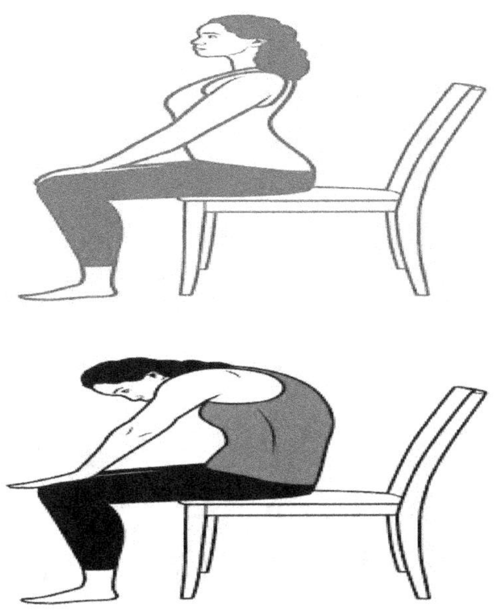

-Avantages : Améliore la flexibilité de la colonne vertébrale, étire les muscles du dos et favorise la conscience de base.

6. Étirement latéral assis

-Instructions : Inspirez, levez les bras au-dessus de votre tête. Expirez, penchez-vous doucement d'un côté, en sentant l'étirement le long de votre côté. Inspirez vers le centre, puis expirez de l'autre côté. Répétez 10 fois de chaque côté.

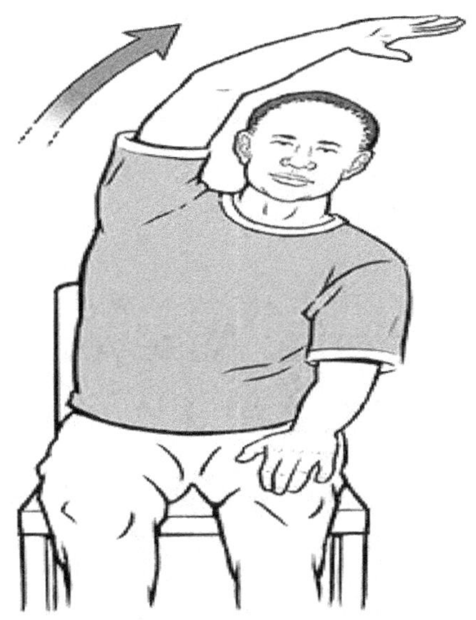

-Avantages : Étire les côtés du corps, améliore la flexibilité latérale et ouvre la cage thoracique.

7. Courbure avant assise

-Instructions : Asseyez-vous bien, inspirez et allongez votre colonne vertébrale. Expirez, penchez-vous au niveau de vos hanches et tendez la main vers vos orteils. Retenez votre respiration, puis revenez à la position verticale. Répétez 10 fois.

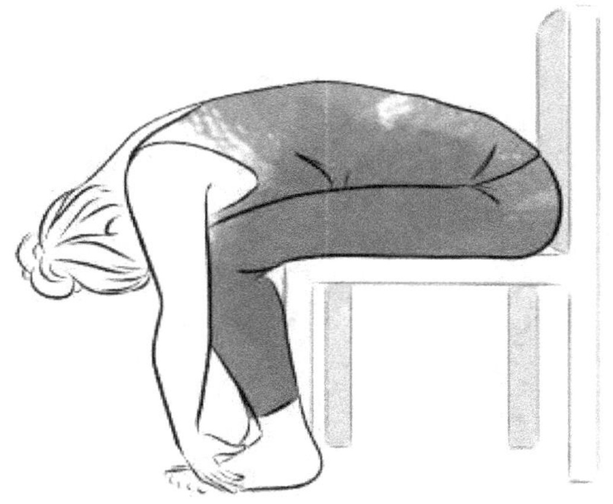

-Bénéfices : Étire les ischio-jambiers, favorise la flexibilité de la colonne vertébrale et calme le système nerveux.

8. Genoux assis

- Consignes : Asseyez-vous les pieds à plat sur le sol. Soulevez un genou vers votre poitrine, puis abaissez-le. Répétez avec l'autre genou. Alternez 10 répétitions pour chaque jambe.

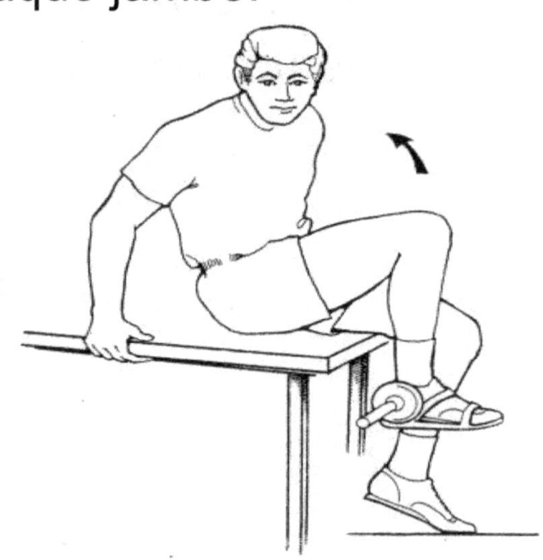

- Avantages : Renforce les
fléchisseurs de la hanche,
améliore la circulation et
engage le tronc.

9. Torsion assise

- Instructions : Asseyez-vous bien, inspirez et allongez votre colonne vertébrale. Expirez, tournez-vous d'un côté en plaçant votre main sur le genou opposé. Tenez brièvement, puis tournez de l'autre côté. Répétez l'opération pour 10 tours de chaque côté.

- Bienfaits : Augmente la mobilité de la colonne vertébrale, étire le torse et stimule la digestion.

10. Marche assise

- Instructions : Asseyez-vous avec les pieds écartés à la largeur des hanches. Soulevez un genou vers votre poitrine puis abaissez-le en alternant avec l'autre jambe. Répétez l'opération pour 10 marches sur chaque jambe.

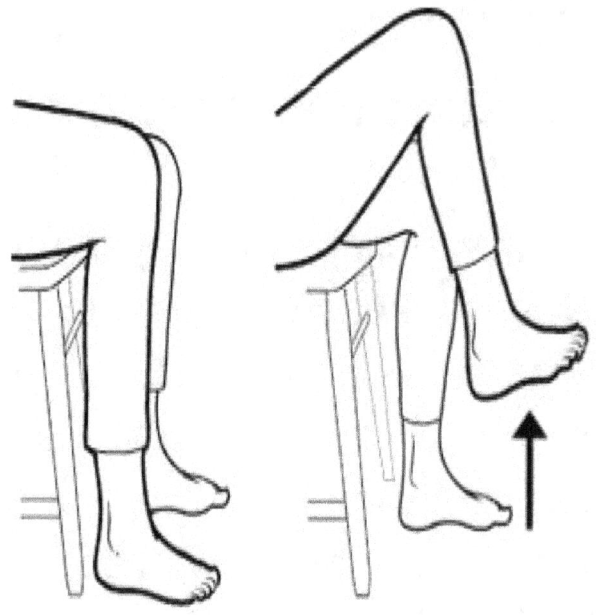

- Avantages : Stimule la circulation, réchauffe le bas du corps et engage les muscles centraux.

Section 2
Poses de yoga douces sur chaise

1. Pose de montagne assise

- Consignes : Asseyez-vous bien droit, les pieds à plat sur le sol. Inspirez, levez les bras au-dessus de votre tête, les paumes face à face. Retenez votre respiration, puis baissez les bras. Répétez 10 fois.

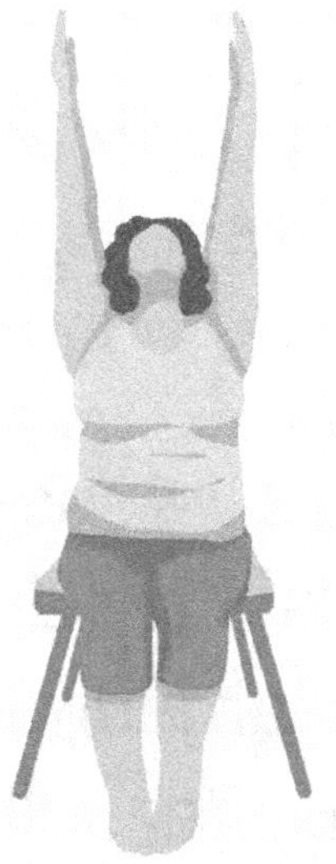

-Avantages : Améliore la posture, étire la colonne vertébrale et engage le tronc.

2.Pliage avant de la chaise

- Consignes : Asseyez-vous au bord de la chaise, les pieds écartés à la largeur des hanches. Inspirez, allongez votre colonne vertébrale et expirez, penchez-vous au niveau de vos hanches, en atteignant le sol. Retenez votre respiration, puis revenez à la position verticale. Répétez 10 fois.

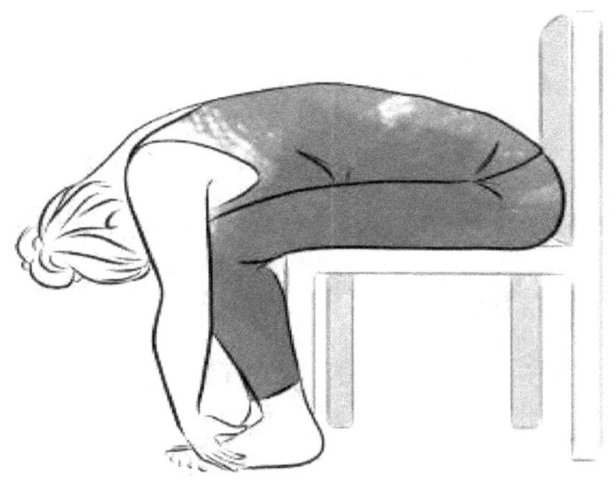

-Avantages : Étire les ischio-
jambiers, favorise la flexibilité
et détend le cou et les épaules.

3.Guerrier assis I

-Instructions : Asseyez-vous avec une jambe tendue vers l'avant et l'autre pied sur l'intérieur de la cuisse. Inspirez, levez les bras au-dessus de votre tête, les paumes face à face. Retenez votre respiration, puis changez de jambe. Répétez 10 fois de chaque côté.

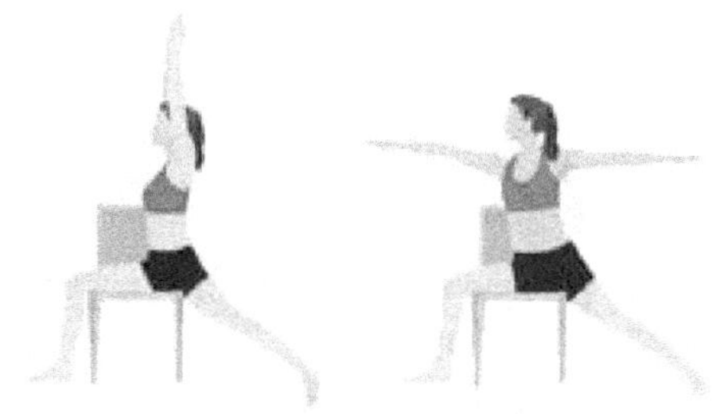

-Bénéfices : Renforce les jambes, ouvre la poitrine et améliore l'équilibre.

4.Guerrier assis II

- Instructions : Asseyez-vous avec une jambe tendue vers l'avant et l'autre jambe pliée à un angle de 90 degrés. Inspirez, étendez vos bras parallèlement au sol, paumes vers le bas. Retenez votre respiration, puis changez de jambe. Répétez 10 fois de chaque côté.

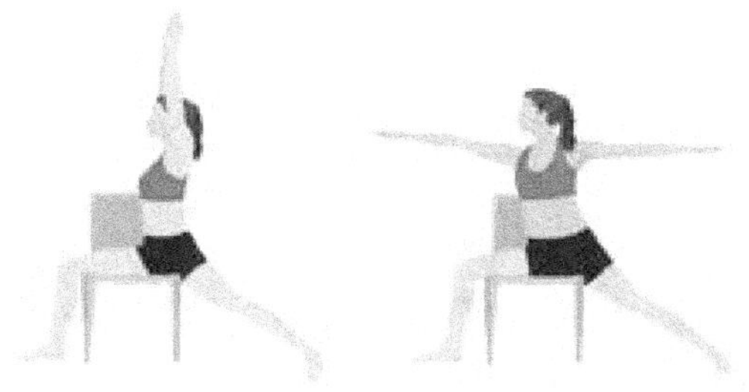

-Bénéfices : Renforce les
jambes, améliore la flexibilité
des hanches et tonifie les bras.

5. Pose de l'arbre assis

- Consignes : Asseyez-vous bien droit, soulevez un pied et placez-le sur l'intérieur de la cuisse ou le mollet de la jambe opposée. Trouvez votre équilibre et rapprochez vos paumes devant votre poitrine. Retenez votre respiration, puis changez de jambe. Répétez 10 fois de chaque côté.

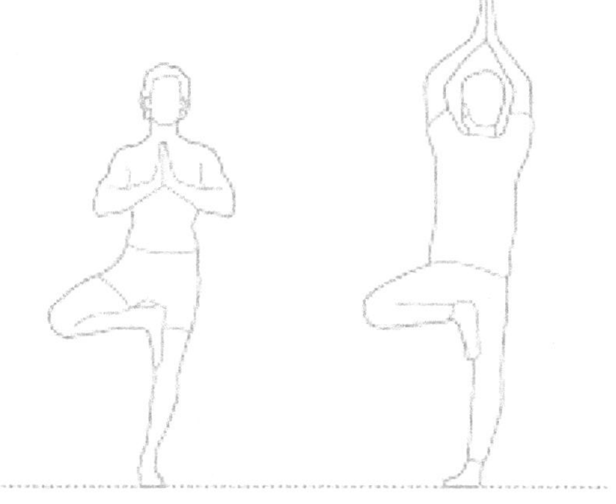

- Avantages : Améliore l'équilibre, renforce le tronc et étire les hanches et les cuisses.

6. Étirement chat-vache assis

- Consignes : Asseyez-vous avec la colonne vertébrale droite. Inspirez, cambrez le dos et soulevez votre poitrine**(Vache)**. Expirez, arrondissez votre colonne vertébrale et rentrez votre menton contre votre poitrine.**(Chat).** Répétez 10 fois.

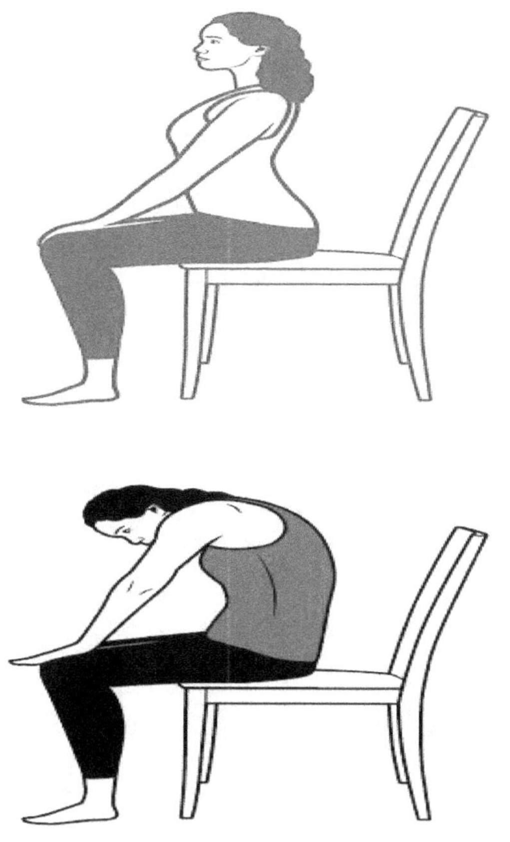

- Avantages : Améliore la flexibilité de la colonne vertébrale, étire les muscles du dos et favorise la conscience de base.

7. Pose du pigeon assis

- Consignes : Asseyez-vous bien droit, croisez une cheville sur le genou opposé. Appuyez doucement sur le genou croisé pour ressentir un étirement dans la hanche. Retenez votre respiration, puis changez de jambe. Répétez 10 fois de chaque côté.

-Avantages : Étire l'extérieur de la hanche, améliore la flexibilité de la hanche et relâche les tensions.

8. Levées de jambes assises

-Instructions : Asseyez-vous les pieds à plat sur le sol. Inspirez, levez une jambe droite devant vous. Retenez votre respiration, puis abaissez la jambe. Répétez avec l'autre jambe. Alternez 10 répétitions pour chaque jambe.

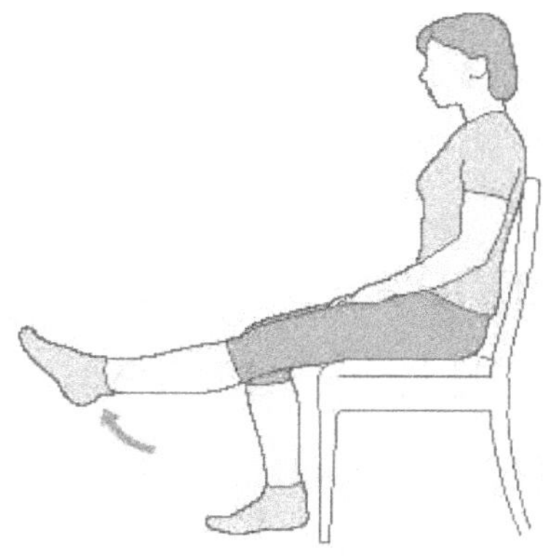

-Avantages : Renforce les quadriceps, engage le tronc et améliore la mobilité des jambes.

9. Étirement latéral assis

- Consignes : Inspirez, levez les bras au-dessus de votre tête. Expirez, penchez-vous doucement d'un côté, en sentant l'étirement le long de votre côté. Inspirez vers le centre, puis expirez de l'autre côté. Répétez 10 fois de chaque côté.

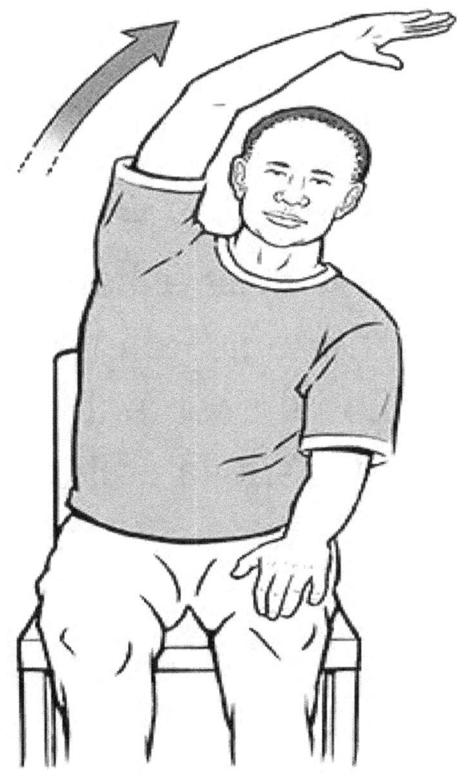

- Avantages : Étire les côtés du corps, améliore la flexibilité latérale et ouvre la cage thoracique.

10. Ouvre-épaule assis

- Consignes : Joignez vos mains derrière votre dos, tendez vos bras et soulevez-les légèrement. Retenez votre respiration en sentant un étirement dans la poitrine et les épaules. Répétez 10 fois.

-Avantages : ouvre la poitrine, étire les épaules et améliore la flexibilité du haut du corps.

Ces poses douces de yoga sur chaise sont conçues pour favoriser la flexibilité, la force et la relaxation, les rendant accessibles et bénéfiques pour les pratiquants de tous niveaux.

Techniques de respiration

Voici trois techniques de respiration adaptées au yoga sur chaise, accompagnées de tutoriels et de conseils complets :

1. Respiration abdominale profonde (respiration diaphragmatique)

Didacticiel

- Asseyez-vous confortablement, le dos droit.

- Placez une main sur votre poitrine et l'autre sur votre ventre.

- Inspirez profondément par le nez, permettant à votre abdomen de se dilater.

- Expirez lentement par la
bouche en sentant votre ventre
se contracter.

Conseils
- Concentrez-vous sur la
respiration profonde dans votre
diaphragme plutôt que sur la
respiration thoracique
superficielle.
- Pratiquez cette technique
pendant 5 à 10 minutes pour
favoriser la relaxation et
réduire le stress.

2.4-7-8 Respiration (Respiration relaxante)

Didacticiel

- Asseyez-vous confortablement et fermez les yeux.

- Inspirez doucement par le nez en comptant jusqu'à 4.

- Retenez votre souffle en comptant jusqu'à 7.

- Expirez complètement et de manière audible par la bouche en comptant jusqu'à 8.

- Répétez pendant plusieurs cycles.

Conseils

- Gardez le ratio 4:7:8, en ajustant le rythme à votre confort.

- Pratiquez cette technique régulièrement pour calmer le système nerveux et améliorer votre concentration.

3. Respiration alternative par les narines (Nadi Shodhana)

Didacticiel

- Asseyez-vous confortablement, la colonne vertébrale droite. Placez votre main gauche sur votre genou gauche.

- Utilisez votre pouce droit pour fermer votre narine droite et inspirez par votre narine gauche.

- Fermez votre narine gauche avec votre annulaire droit, relâchez votre pouce et expirez par la narine droite.

- Inspirez par la narine
droite, fermez-la, relâchez
votre annulaire et expirez par
la narine gauche.

- Répétez pendant plusieurs
cycles.

Conseils

- Gardez la respiration
douce et contrôlée.

- Cette technique équilibre
le système nerveux et améliore
le bien-être général.

- Assurer une position assise confortable avec une colonne vertébrale droite.

- Respirez naturellement et évitez de forcer la respiration.

- Intégrez la conscience de la respiration dans chaque mouvement et pose.

- Utilisez votre respiration pour guider le rythme de votre pratique.

- Si vous vous sentez étourdi ou étourdi pendant un exercice de respiration, reprenez une respiration normale et consultez un professionnel de santé si nécessaire.

Ces techniques de respiration peuvent être intégrées de manière transparente à votre pratique de yoga sur chaise, offrant une passerelle vers la relaxation, une meilleure concentration et une connexion corps-esprit plus profonde. Explorez ces techniques, trouvez ce qui vous convient et profitez des bienfaits de la respiration consciente.

Techniques de relaxation et de méditation

1. Méditation respiratoire consciente

Instructions

- Asseyez-vous confortablement, fermez les yeux et concentrez-vous sur votre respiration.
- Inspirez et expirez naturellement, en dirigeant votre attention sur chaque respiration.
- Si votre esprit s'égare, ramenez-le doucement à votre respiration.

Avantages

- Réduit le stress et l'anxiété.

- Améliore la pleine conscience et la présence.

2. Relaxation par scan corporel

Instructions

- Asseyez-vous confortablement et faites prendre conscience des différentes parties de votre corps, en commençant par vos orteils jusqu'au sommet de votre tête.

- Relâchez les tensions dans chaque partie du corps en vous concentrant dessus.

Avantages

- Favorise la relaxation et libère les tensions physiques.
- Augmente la conscience du corps.

3.Visualisation guidée

Instructions

- Fermez les yeux et écoutez une visualisation guidée.
- Imaginez une scène paisible ou suivez un récit qui favorise la détente.

Avantages

- Soulage le stress et favorise un sentiment de calme.

- Améliore la créativité et la pensée positive.

4.Méditation sur la bienveillance

Instructions

- Asseyez-vous confortablement et concentrez-vous sur l'envoi de sentiments d'amour et de gentillesse à vous-même et aux autres.

- Répétez des phrases telles que « Puissé-je/vous être heureux, puissé-je/vous être en bonne santé ».

Avantages

- Cultive la compassion et les émotions positives.

- Favorise un sentiment de connexion avec les autres.

5. Méditation de conscience de la respiration

Instructions

- Concentrez votre attention sur la sensation de votre respiration.

- Notez l'inspiration et l'expiration sans essayer de les contrôler.

Avantages

- Améliore la concentration et la pleine conscience.

- Calme l'esprit et réduit le bavardage mental.

6. Relaxation musculaire progressive

Instructions

- Asseyez-vous confortablement et tendez, puis relâchez, les différents groupes musculaires.

- Commencez par vos orteils et remontez jusqu'à votre tête.

Avantages

- Réduit les tensions physiques et favorise la relaxation.

- Augmente la conscience du corps.

7. Chaise Yoga Nidra

Instructions

- Asseyez-vous confortablement et suivez un script guidé de Yoga Nidra.

- Concentrez-vous sur les sensations de votre corps et suivez les instructions pour une relaxation profonde.

Avantages

- Détend profondément le corps et l'esprit.

- Favorise un meilleur
sommeil et réduit le stress.

8.Méditation sur la respiration comptée

Instructions
- Inspirez en comptant
jusqu'à quatre, maintenez
pendant quatre, expirez
pendant quatre et faites une
pause pendant quatre.
- Répétez ce schéma en
ajustant le nombre à votre
convenance.

Avantages
- Régule la respiration et
induit une sensation de calme.

- Améliore la concentration et la clarté mentale.

9.Méditation mantra

Instructions

- Choisissez un mot ou une phrase apaisante (mantra) et répétez-le silencieusement ou à haute voix.
- Concentrez-vous sur le son et la signification du mantra.

Avantages

- Calme l'esprit et favorise un état méditatif.
- Améliore la clarté mentale et la concentration.

10.Méditation avec les sons de la nature

Instructions

- Asseyez-vous confortablement et écoutez les sons de la nature enregistrés ou soyez présent aux sons naturels autour de vous.

- Concentrez-vous sur les sons, leur permettant de guider votre méditation.

Avantages

- Crée une atmosphère sereine pour la méditation.

- Améliore la relaxation et la connexion avec la nature.

L'intégration de ces techniques de relaxation et de méditation dans votre routine de yoga sur chaise peut apporter un sentiment de calme, de pleine conscience et de rajeunissement à votre pratique. Expérimentez différentes techniques pour découvrir ce qui vous parle le plus.

Yoga sur chaise pour la vie quotidienne

"Yoga sur chaise pour la vie quotidienne" est une approche pratique pour intégrer les bienfaits du yoga dans votre routine quotidienne, adaptée au confort et à l'accessibilité d'une chaise. Cette pratique holistique est conçue pour améliorer le bien-être physique, la clarté mentale et l'équilibre émotionnel, ce qui en fait un ajout précieux. à votre vie quotidienne. Voici une exploration approfondie de la façon dont le yoga sur chaise peut s'intégrer de manière transparente à votre routine :

1.Routine de yoga sur chaise du matin

   - Commencez votre journée par de doux étirements assis pour réveiller votre corps.

- Incorporez une respiration consciente pour centrer votre esprit et donner un ton positif à la journée.

 - Concentrez-vous sur les poses qui favorisent la flexibilité et dynamisent vos muscles, comme les torsions assises et les étirements latéraux.

2. Pauses yoga sur chaise de bureau

   - Faites de courtes pauses tout au long de la journée pour relâcher les tensions et favoriser la circulation.

   - Pratiquez des étirements subtils sur la chaise et des rotations du cou pour contrecarrer les effets d'une position assise prolongée.

   - Incluez des exercices de respiration pour améliorer la concentration et la productivité.

3. Détente à l'heure du déjeuner

- Profitez de votre pause déjeuner pour une séance de méditation assise ou de relaxation.

- Choisissez des poses apaisantes et des techniques de pleine conscience pour soulager le stress et recharger votre énergie mentale.

4. Boost d'énergie de l'après-midi
- Combattez la fatigue de l'après-midi avec des poses assises qui revigorent votre corps et votre esprit.

- Incluez des mouvements dynamiques, tels que des marches assises ou des levées de genoux, pour favoriser la circulation sanguine et augmenter les niveaux d'énergie.

5. Yoga sur chaise en soirée pour la relaxation
- Détendez votre journée avec une série d'étirements doux pour libérer toute tension accumulée.

- Pratiquez des exercices de respiration profonde ou une relaxation guidée pour préparer votre corps et votre esprit à un sommeil réparateur.

6.Adaptable à tous les âges et capacités
   - Le yoga sur chaise est inclusif et adaptable, ce qui le rend adapté aux personnes de tous âges et de toutes capacités physiques.

 - La pratique peut être modifiée pour s'adapter à différents niveaux de mobilité, la rendant accessible aux personnes ayant des limitations physiques.

7. Réduction du stress et pleine conscience
   - Le yoga sur chaise met l'accent sur la pleine conscience par la respiration consciente et la conscience du moment présent.

 - Une pratique régulière permet de réduire le stress, l'anxiété et les effets cumulatifs des pressions quotidiennes.

8. Améliore la posture et la force de base
   - Les poses assises dans le yoga sur chaise favorisent un bon alignement et renforcent les muscles centraux.

- Une posture améliorée
contribue à une meilleure santé
de la colonne vertébrale et
réduit l'inconfort associé à une
position assise prolongée.

9. Améliore la flexibilité et la
santé des articulations
   - Les étirements et
mouvements doux du Yoga sur
chaise contribuent à accroître
la flexibilité.

- Cette pratique est douce
pour les articulations, ce qui la
rend bénéfique pour les
personnes souffrant d'arthrite
ou de problèmes articulaires.

10.Connexion communautaire et sociale

   - Participer à des cours de yoga sur chaise ou former un petit groupe favorise un sentiment de communauté.

   - Les expériences partagées et le soutien mutuel créent un environnement positif et encourageant.

11. Remise en forme accessible

   - Le yoga sur chaise offre une option de remise en forme à faible impact qui peut être facilement intégrée à la vie quotidienne.

 - Il offre une passerelle à ceux qui sont nouveaux dans le yoga ou qui ont des limitations physiques pour découvrir les bienfaits du mouvement et de la pleine conscience.

12. Cultive la connexion corps-esprit
   - Le yoga sur chaise encourage l'intégration de la respiration et du mouvement, favorisant une profonde connexion corps-esprit.

- Une conscience accrue améliore le bien-être général et favorise un sentiment d'équilibre.

En résumé, le yoga sur chaise pour la vie quotidienne est une pratique polyvalente et accessible qui s'intègre parfaitement dans le tissu de votre routine quotidienne. Des étirements du matin à la relaxation du soir, cette approche douce du yoga offre une boîte à outils holistique pour promouvoir la santé physique, le bien-être mental et un mode de vie équilibré. Que ce soit à la maison, au bureau ou dans un cadre communautaire, le yoga sur chaise devient un compagnon de soutien dans votre voyage vers la vitalité quotidienne et le bien-être holistique.

Questions fréquemment posées

Voici 15 questions fréquemment posées sur le yoga sur chaise ainsi que leurs réponses :

1. Q : Le yoga sur chaise convient-il aux débutants ?

   - R : Oui, le yoga sur chaise est idéal pour les débutants. Il propose une introduction douce au yoga, le rendant accessible aux personnes de tous niveaux de condition physique.

2. Q : Le yoga sur chaise peut-il être pratiqué par les personnes âgées ?

   - R : Absolument. Le yoga sur chaise convient bien aux personnes âgées, offrant une pratique sûre et solidaire qui

favorise la flexibilité et
l'équilibre.

**3. Q : Ai-je besoin d'un
équipement spécial pour le
yoga sur chaise ?**

- R : Tout ce dont vous avez
besoin est une chaise solide.
Aucun équipement spécial
n'est requis, ce qui en fait une
pratique pratique qui peut être
pratiquée presque partout.

**4. Q : Le yoga sur chaise
peut-il aider à soulager les
maux de dos ?**

-R : Oui, le yoga sur chaise
peut aider à soulager les maux
de dos en favorisant une

bonne posture, des étirements
doux et en renforçant les
muscles centraux.

**5. Q : Combien de temps doit
durer une séance typique de
yoga sur chaise ?**

- R : Les séances peuvent
varier, mais il est courant de
commencer par 15 à
30 minutes. La clé est la
cohérence, et vous pouvez
augmenter progressivement la
durée à mesure que vous vous
sentez plus à l'aise.

**6. Q : Le yoga sur chaise
peut-il être pratiqué au
travail ?**

- R : Absolument. Le yoga sur chaise est bien adapté à l'environnement de bureau, proposant des exercices rapides et discrets qui peuvent être effectués à votre bureau pour lutter contre la raideur et favoriser la concentration.

7. Q : Le yoga sur chaise est-il une bonne option pour les personnes à mobilité réduite ?

- R : Oui, le yoga sur chaise est inclusif et peut être adapté aux personnes à mobilité réduite. Il permet une pratique douce mais efficace.

8.Q : Existe-t-il des techniques de respiration spécifiques au yoga sur chaise ?

- R : Oui, le yoga sur chaise intègre souvent des techniques de respiration consciente, telles que la respiration abdominale profonde et la respiration 4-7-8, pour améliorer la relaxation et la concentration.

9. Q : Le yoga sur chaise peut-il aider à réduire le stress ?

- R : Absolument. La nature consciente du yoga sur chaise, associée aux techniques de relaxation, peut réduire considérablement le stress et favoriser un sentiment de calme.

10. Q : Est-il nécessaire de s'échauffer avant le yoga sur chaise ?

- R : Bien que cela ne soit pas strictement nécessaire, l'incorporation d'exercices d'échauffement doux peut améliorer la flexibilité et préparer le corps à la pratique.

11. Q : Le yoga sur chaise peut-il améliorer l'équilibre ?

- R : Oui, le yoga sur chaise comprend des poses et des

exercices qui améliorent
l'équilibre, ce qui le rend
bénéfique pour les personnes
travaillant sur la stabilité, en
particulier les personnes
âgées.

**12. Q : À quelle fréquence
dois-je pratiquer le yoga sur
chaise pour en constater les
bienfaits ?**

- R : La cohérence est la clé.
Visez au moins quelques
séances par semaine pour
découvrir les bienfaits
physiques et mentaux du yoga
sur chaise.

13.Q : Existe-t-il des poses spécifiques pour la relaxation dans le yoga sur chaise ?

- R : Oui, des poses comme Seated Forward Bend et des techniques de relaxation comme les visualisations guidées sont couramment utilisées pour la relaxation dans le yoga sur chaise.

14. Q : Le yoga sur chaise peut-il aider à lutter contre l'anxiété ?

- R : Oui, la combinaison de mouvements doux et de respiration consciente dans le yoga sur chaise peut être efficace pour réduire l'anxiété et favoriser un sentiment de calme.

15. Q : Les femmes enceintes peuvent-elles pratiquer le yoga sur chaise ?

- R : Oui, le Yoga sur chaise peut être adapté aux femmes enceintes. Il est essentiel d'informer l'instructeur de la grossesse pour garantir des modifications sécuritaires.

Ressources pour une exploration plus approfondie

Voici quelques ressources pour une exploration et un apprentissage plus approfondis du yoga sur chaise :

1. Vidéos et cours en ligne

- Explorez des sites Web comme YouTube pour des didacticiels et des cours de yoga sur chaise dirigés par des

instructeurs expérimentés. De
nombreuses plateformes
proposent des sessions
adaptées à différents niveaux
et besoins.

2. Livres sur le yoga sur chaise

   - Recherchez des livres
dédiés au yoga sur chaise,
comme
**"Yoga sur chaise : asseyez-
vous, étirez-vous et
renforcez votre chemin vers
une vie plus heureuse et en
meilleure santé"** par**Kristin
McGee**
ou

"Yoga doux avec Jane Adams : un guide complet du yoga et de la méditation pour la vie" par**Jane Adams.**

3. Applications mobiles

  - Téléchargez des applications mobiles proposant des routines et des conseils de yoga sur chaise. Des applications comme Daily Yoga et Simply Yoga proposent des séances adaptées à diverses capacités.

4. Cours et ateliers locaux

- Vérifiez les centres
communautaires locaux, les
centres pour personnes âgées
ou les studios de yoga pour
des cours ou des ateliers de
yoga sur chaise.
L'enseignement en personne
peut fournir des conseils et un
soutien personnalisés.

5. Cours en ligne

- Explorez les plateformes en
ligne qui proposent des cours
de yoga sur chaise. Des sites
Web comme Udemy ou
Coursera peuvent proposer
des cours dispensés par des
instructeurs certifiés.

6. DVD de yoga

   - Investissez dans des DVD de yoga sur chaise dirigés par des instructeurs réputés. Cela vous permet de suivre des séances guidées à domicile. Recherchez des titres comme « Chaise**Yoga : pour tous !"** par**Médias de sagesse corporelle.**

7. Accessoires et accessoires de yoga

   - Pensez à utiliser des accessoires comme des blocs de yoga, des sangles ou des coussins pour améliorer votre

pratique du yoga sur chaise.
Des sites Web comme
YogaAccessories ou Gaiam
proposent une variété
d'accessoires de yoga.

8. Podcasts sur le yoga et le
bien-être

   - Écoutez des podcasts qui
discutent du yoga, de la pleine
conscience et du bien-être.
Des podcasts comme "**Le
spectacle du yoga**" ou "**La
minute de pleine conscience**"
peut présenter des épisodes
sur le yoga sur chaise et des
sujets connexes.

9. Sites Web sur le yoga et le bien-être

- Explorez des sites Web réputés sur le yoga et le bien-être pour obtenir des articles, des conseils et des ressources sur le yoga sur chaise. Des sites Web comme Yoga Journal et Mindful fournissent des informations précieuses.

10. Communautés de médias sociaux

- Rejoignez des groupes ou des communautés de réseaux sociaux axés sur le yoga et le bien-être. Les plateformes

comme Facebook ou Reddit
disposent souvent de
communautés actives où les
membres partagent des
expériences, des conseils et
des ressources liés au yoga
sur chaise.

N'oubliez pas d'aborder les
ressources avec un esprit
ouvert et de choisir celles qui
correspondent à vos
préférences et à vos besoins.
Que vous préfériez les vidéos
en ligne, les cours en personne
ou la lecture de livres, la
diversité des ressources
disponibles vous permet
d'adapter votre exploration du

yoga sur chaise à votre style
d'apprentissage.